Bernt-Dieter Huismans
Wolfgang Klemann

Antibiotika Langzeit-Therapie bei chronischer Lyme-Borreliose mit Borrelien DNA-Nachweis durch PCR

Intensivbehandlung, Kombinationsbehandlung, Langzeitbehandlung

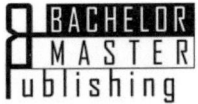

Huismans, Bernt-Dieter; Klemann, Wolfgang: Antibiotika Langzeit-Therapie bei chronischer Lyme-Borreliose mit Borrelien DNA-Nachweis durch PCR: Intensivbehandlung, Kombinationsbehandlung, Langzeitbehandlung. Hamburg, Bachelor + Master Publishing 2014

Originaltitel der Arbeit: Langzeitbehandlung mit Antiinfektiva bei persistierender Borreliose mit Borrelien-DNA-Nachweis durch PCR: Mit Hinweisen auf Antiinfektiva-Kombinationen im Anhang

Buch-ISBN: 978-3-95684-258-0
PDF-eBook-ISBN: 978-3-95684-758-5
Druck/Herstellung: Bachelor + Master Publishing, Hamburg, 2014
Coverbild: pixabay.com
Zugl. Arztpraxis, Crailsheim, Deutschland, Studienarbeit, 2008

Bibliografische Information der Deutschen Nationalbibliothek:
Die Deutsche Nationalbibliothek verzeichnet diese Publikation in der Deutschen Nationalbibliografie; detaillierte bibliografische Daten sind im Internet über http://dnb.d-nb.de abrufbar.

Abstract

Gegenstand der Anwendungsbeobachtung sind 90 Patienten einer Internisten-praxis, die wegen einer Lyme-Borreliose bereits leitlinienkonform 14 Tage bis 3 Wochen antiinfektiv behandelt worden waren, die sich aber weiterhin krank fühl-ten und bei denen wir später Borrelien-DNA mittels der PCR-Methode nachwei-sen konnten, 82 davon durch Hautbiopsien (siehe Anhang 2), 8 im Urin. Die Krankheitsvorgeschichte bis zur Wiederaufnahme der antiinfektiven Behand-lung (zwischen 1998 und 2007) dauerte mindestens 1 Jahr, längstens 40 Jahre, im Durchschnitt 9,5 Jahre. Antiinfektiv behandelt haben wir zu Anfang kontinu-ierlich zumeist ein halbes Jahr lang, später in Intervallen streng an den Sym-ptomen der Patienten orientiert. Unter dieser Art der Therapie kam es bei 37,8% der Patienten zur Remission. 56,7% der Patienten erlitten immer wieder Krankheitsschübe, so dass bei ihnen die Behandlung in Intervallen auch über mehrere Jahre weiter geführt wurde. 5,5% der Patienten zeigten sich therapie-resistent.

Key Words: persistierende Borreliose, chronische Borreliose, Borrelien DNA, PCR, Borrelien-Serologie, Koinfektion, Persister, Immunologie, Langzeit-Therapie mit Antiinfektiva, Langzeitantibiose.

Inhaltsverzeichnis

Abbildungsverzeichnis

Tabellenverzeichnis

1 Einleitung

Seit der ersten Beschreibung der Lyme-Borreliose als einheitliche Krankheit durch Allen C. Steere et al. [1] im Jahr 1977 wissen wir, dass die Ursache dieser Krankheit eine Infektion ist, die klassische Hautmanifestationen verursachen und den gesamten Organismus befallen kann.

Obwohl mehr als 30 Jahre seit der Entdeckung der Erkrankung vergangen sind, sind die Daten zur Therapie nach D. Hassler [2] spärlich. Trotzdem gibt es Empfehlungen für die Therapie [3]. M.H. Ziska et al. [4] stellten 1996 in einer Umfrage deutliche Diskrepanzen zwischen den geltenden anleitenden Empfehlungen, in denen Behandlungen mit Antiinfektiva über 14 Tage bis 3 Wochen für ausreichend gehalten werden, und den Behandlungsstrategien der Ärzte in der Praxis fest. So gaben 45% der befragten Internisten an, die persistierende Borreliose etwa 3 Monate lang antiinfektiv zu behandeln. 55% der Ärzte behandelten länger als 6 Monate. Es besteht ein Konflikt [5, 6, 7].

Unsere Arbeit ist eine retrospektive Anwendungsbeobachtung über 90 Patienten der Internistenpraxis W.Kl. aus den Jahren 1998 bis 2007. Alle Patienten hatten typische Symptome und Befunde einer Borreliose und den aktuellen Nachweis von Borrelien-DNA. Die Daten wurden von B.-D.H. aus der Praxisdokumentation zusammengetragen. Alle Patienten waren bereits einmal oder mehrmals den geltenden Leitlinien-Empfehlungen entsprechend 14 bis 30 Tage lang antiinfektiv behandelt worden ohne dadurch beschwerdefrei geworden zu sein. Bei 82 Patienten konnten wir die Borrelien-DNA[1] mittels PCR-Methode[2] durch Hautbiopsie, bei 8 Patienten aus Urin nachweisen. Alle Patienten wurden daraufhin antiinfektiv weiterbehandelt.

Arbeiten mit dem Erregernachweis durch Borrelien-DNA-Bestimmung mittels der PCR-Methode [8-11] und längerfristiger antiinfektiver Therapie [12, 13] bei größeren Patientenzahlen liegen bisher nicht vor.

---

[1] DNA = Desoxyribosenukleinsäure = die Erbinformation in den Chromosomen.

[2] Die PCR-Methode (Polymerase Chain Reaction, Polymerase Kettenreaktion) ist eine Technik, bei der borrellienspezifische Abschnitte aus der Borrelien-DNA markiert, herausgeschnitten, massenhaft vervielfältigt und anschließend durch Anfärbung sichtbar gemacht werden (borrellientypischer „genetischer Fingerabdruck") Labor: http://www.zecklab.de/ (s. Anhang 2) „Amplifikation von Nukleinsäuren mittels PCR"

2 Patienten

2.1 Einschlusskriterien, Dauer, Alters- und Geschlechterverteilung

Kriterium für die Aufnahme in die Praxisstudie war der Borrelien-DNA-Nachweis mit der PCR-Methode bei 82 der 90 Patienten aus Hautbiopsien (s.anhang 2, *Seite 35*), bei 8 (in unserer Anfangsphase) aus Urin.

Die Dauer des Leidens der Patienten (mindestens 1 Jahr, längstens 40 Jahre, im Durchschnitt 9,5 Jahre) zeigt *Abbildung 1*.

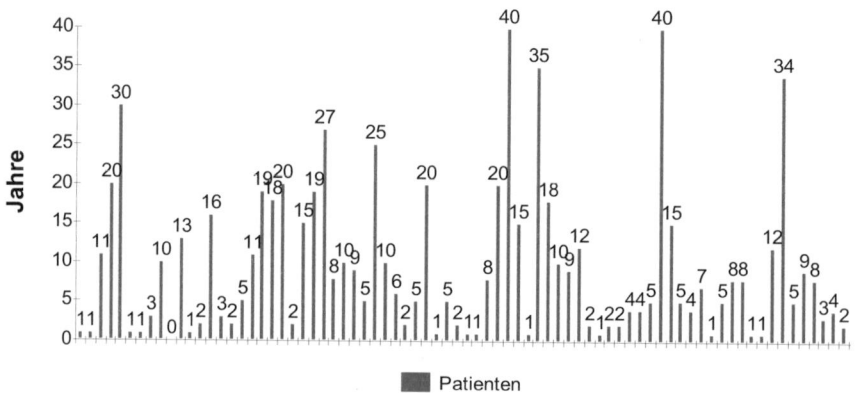

■ Patienten

Abbildung 1: Dauer des Leidens in Jahren bis zum Beginn der an den Krankheitsverlauf adaptierten Antiinfektiva-Therapie (76 der 90 Patienten mit relativ sicher erscheinenden Verlaufsangaben der Patienten).

Alle Altersstufen waren etwa gleichmäßig vertreten. Der jüngste Patient war 7 Jahre alt, der älteste 88 Jahre. Der Altersdurchschnitt war 49 Jahre.

36,66% (33/90) der Patienten waren Männer, 63,33% (57/90) waren Frauen.

2.1.1 Klinische Symptome und Befunde

Bei den klinischen Symptomen und Befunden der Patienten dominierten die neurologischen, gelegentlich auch psychiatrischen Manifestationen [14], die Muskel-, Gelenk-, die Skeletterkrankungen [15] und die Allgemeinsymptome [14, 16].

Mit Abstand folgten andere differenzialdiagnostisch abgrenzbare Symptome und Befunde (*Abbildung 2*).

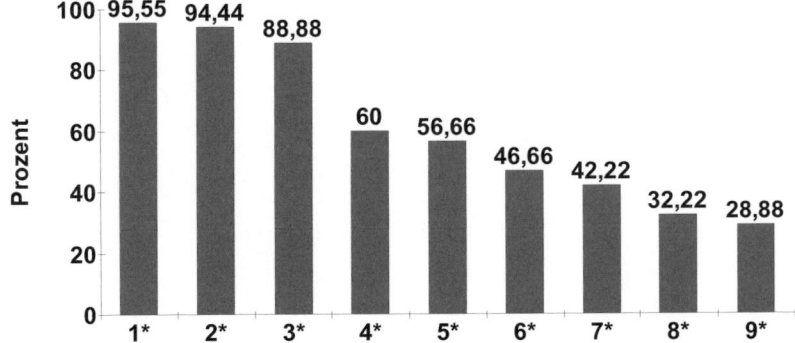

Abbildung 2: Die prozentuale Häufigkeit von klinischen Symptomen und Befunden.

1*. neurologisch-psychiatrisch, 2*. muskulo-skelettal, 3*. Erschöpfung und Schwäche, 4*. gastrointestinale Symptome [9, 17], 5*. Augenmanifestationen, 6*. Herzprobleme, 7*. Erythema migrans in der Anamnese, 8*. Hypertonie, 9*. Schilddrüsen-Erkrankungen.

Ein früher beobachtetes Erythema migrans wurde von 42,22% (38/90) der Patienten berichtet.

Eine Erhöhung der lebertypischen Enzyme fanden wir bei 20% (18/90) der Patienten, wie es A.C. Steere et al. bereits 1983 beschrieben hatten [18].

Bei 11,11% (10/90) der Patienten bestanden bösartige Tumore.

Bei 46,66% (42/90) der Patienten haben wir gezielt nach Koinfektionen gesucht. Bei der Frage nach Chlamydien fielen die Labor-Untersuchungen zu 80,64% (25/31) pathologisch aus, bei der Frage nach Mykoplasmen zu 78,26% (18/23), bei Yersinien zu 77,77% (7/9).

2.1.1.1 Serologische Befunde bei Borrelien-DNA-Nachweis

Gleichzeitig mit dem Borrelien-DNA-Nachweis wurde bei allen Kranken (90/90) die Borrelienserologie durchgeführt (MVZ Köln, s. *Abb. 3*). Im Elisa-Test fanden wir Borrelien-IgG-Antikörper in 46,66% (42/90) und Borrelien-IgM-Antikörper in 12,22% (11/90). Bei der alleinigen Anwendung des Elisa-Tests als Suchtest würden demnach etwa 53% der Kranken mit einem durch Borrelien-DNA nach-gewiesenen Borrelien – Infekt und typischer Borreliose – Symptomatik unbehandelt bleiben.

Der Borrelien-IgG-Blot war mit 54,54% (48/88) um etwa 8% treffsicherer als das Elisa-Testverfahren. IgM-Ergebnisse waren diagnostisch von geringer Bedeutung. (*Abbildung 3*).

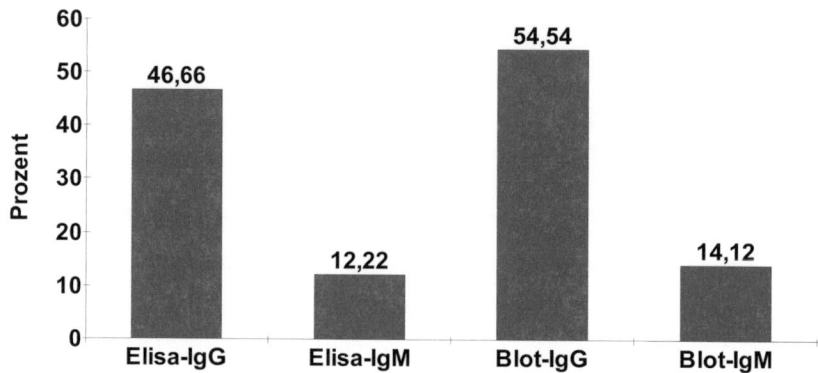

Abbildung 3: Pathologische serologische Befunde bei Patienten mit positivem Borrelien-DNA-Nachweis durch PCR. Labor: MVZ Köln http://www.labor-koeln.de/

Manchmal fiel bei den einzelnen Patienten nur der Elisa-Test, manchmal nur das Immunoblot-Testverfahren pathologisch aus. Bei Patienten mit pathologischen Elisa-Testergebnissen war in 10,85% (9/85) das Immunoblot-Ergebnis unauffällig. Bei Patienten, die ein pathologisches Immunoblot-Testergebnis hatten, blieb bei 24,70% (21/85) das Elisa-Testergebnis unauffällig.

Bei 43,52% (37/85) der Patienten waren beide Testergebnisse gleichzeitig pathologisch ausgefallen. Bei 23,33% (21/90) waren Elisa und Blot unauffällig, d.h., wenn beide Tests zugleich angewendet blieben evtl. 23,33% der Patienten unbehandelt. Ähnliche Ergebnisse fanden bereits J. Oksi et al. 1995 [19], I. Santino et al. 2008 [20] sowie P. Hopf-Seidel 2008 [21].

3 Therapie

3.1 Grundlagen der Therapie mit Antiinfektiva

Basis der Behandlung der Patienten waren für uns Empfehlungen zur Lebensführung (Wärmeanwendung, Bewegung, ausgewogene Ernährung, Stressregulation, absolute Drogen-, Nikotin- und Alkoholabstinenz).

Ein auffälliges selbstschädigendes Suchtverhalten (zumeist Rauchen, Alkohol), fanden wir bei 14,44% (13/90) der Patienten.

Bei Bedarf verordneten wir nichtsteroidale Antiphlogistika [22] (bevorzugt Acetylsalizylsäure) und evtl. neurologisch wirksame Substanzen (bevorzugt Pregabalin) sowie andere Antizytokine [23] (bevorzugt Alphaliponsäure), gelegentlich auch toxinbindende Substanzen (bevorzugt Colestyramin) [24].

Die Einnahme von Symbiontenkulturen (Bifido- und Laktobazillen) [25], auch die Anwendung der altbekannten Schaukeldiät (wöchentlicher Wechsel zwischen vorwiegender Fleischnahrung und anschließend strikter Pflanzennahrung, evtl. mit Urin-pH-Messungen) haben wir befürwortet.

Immunmodulationstherapien haben wir nicht riskiert.

Vitamine und sog. Nahrungsergänzungsmittel wurden von uns nicht verordnet.

Antihistaminika und Cortikosteroide verwendeten wir nur im Notfall.

Intravenöse Dauerkatheter oder Portimplantate haben wir aus infektiologischen Gründen nicht verwendet.

Außerdem haben wir den Patienten auch Hinweise zu ihrer Ernährung, und zum Umgang mit Tieren und Aufenthalt in der Natur gegeben.

3.1.1 Antiinfektiva-Therapie

Wir setzten nur Antiinfektiva ein, die derzeit zur Behandlung der Lyme-Borreliose und zur Behandlung von Koinfektionen in der Literatur bereits beschrieben sind [2, 26-29].

Die Häufigkeit der Anwendung der wichtigsten von uns verwendeten Antiinfektivagruppen zeigt *Abbildung 4*.

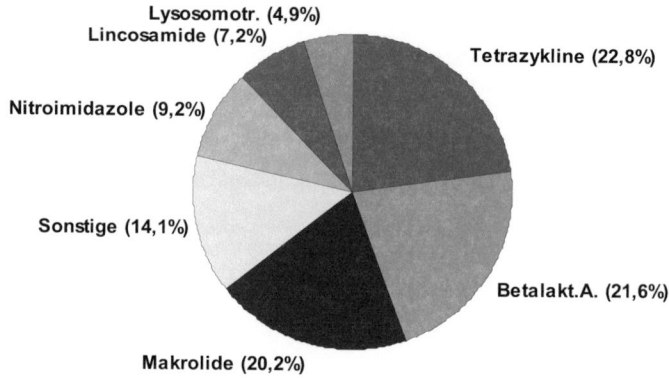

Abbildung 4: Antiinfektivagruppen und deren Einsatzhäufigkeit bei durch Borrelien-DNA-Nachweis und klinisch gesicherter Borrelieninfektion.

3.1.1.1 Tetrazykline

Wir bevorzugten Doxycyclin 200 mg/Tag i.v. in 100 ml NaCl 0,9%, meistens in Kombination mit Tetracyclin 2x500 mg/Tag oral am selben Tag in Anlehnung an S. Donta [7] über mindestens 20 Tage. In Abhängigkeit vom klinischen Verlauf wiederholten wir 20-tägige Behandlungszyklen. Später verordneten wir anstelle von Doxycyclin Minocyclin 2x 100 mg/Tagl, weil Minocyclin stärker lipophil ist und eine bessere Liquorgängigkeit haben soll [4, 12].

3.2 Betalaktam-Antiinfektiva

Von den Betalaktam-Antiinfektiva bevorzugten wir Ceftriaxon [2, 26, 27] in der Dosierung 2-4 g/Tag als Infusion durchgehend über zunächst 21 Tage, anschließend gepulst an 3-4 Tagen pro Woche mehrere Wochen lang.

6

Bei schweren Fällen mit neurologischer Beteiligung verwendeten wir anstelle von Ceftriaxon Cefotaxim 3x4g /Tag.

3.2.1 Makrolide

Von den Makroliden [30] zogen wir Clarithromycin in Anlehnung an J. Adler und Dattwyler et al. [31, 32] vor, mit zunächst 2x500mg/Tag i.v über 5 Tage, danach verabreichten wir es als Tabletten. Bei unbefriedigendem Behandlungserfolg kombinierten wir mit Doxycyclin. Telithromycin erschien uns zu risikoreich. Wir haben es nicht verwendet.

3.2.1.1 Linkosamide

Bei Versagen der genannten Therapieregime, führten wir auch Behandlungs-versuche mit Clindamycin durch in der Dosierung von 2x900 mg i.v. plus 600 mg oral/Tag in Anlehnung an Jemsek [33].

3.3 Nitroimidazole

Von den Nitroimidazolen wurde Metronidazol [34] meist in der Dosierung 2x 500 mg i.v. plus 400 mg oral/die über 10 Tage verwendet. Metronidazol kam zu-meist dann zum Einsatz, wenn andere Antiinfektivaregime versagt hatten.

Metronidazol (nicht b.Organkrankheiten d.Gehirns, z.B. Fallsucht)	2x500 mg i,v. plus 400 mg oral **oder** 500-800 mg oral; (35mg/kg tägl.), **10 Tage**

3.3.1 Lysosomotropika

Von den Lysosomotropika (C. de Duve 1994) [26] verwendeten wir Hydroxichlo-roquin 200 bis 400 mg/Tag überwiegend in Kombination mit Clarithromycin, ge-legentlich auch mit Doxycyclin entsprechend den Angaben von O und SH Bror-son und ST Donta [30, 35].

Lysosomotropika wurden bei der Lyme-Borreliose von uns nur zusammen mit anderen antiinfektiv wirksamen Substanzen angewendet.

3.3.1.1 Antimykotika

Fluconazol 200 mg/Tag über 25 bis 50 Tage verwendeten wir gelegentlich bei encephalopathischer Symptomatik. Unmittelbar folgend behandelten wir antiinfektiv weiter (Sequenztherapie) entsprechend den Angaben von F. Schardt [36].

Bei antiinfektivainduzierten Mykosen kamen auch weitere Antimykotika wie Nystatin und Amphomoronal zum Einsatz.

Fluconazol	200 mg/Tag, **50 Tage**-Zyklus (in 3 Zyklen, dazwischen Antiinfektiva -Standardregime 30 Tage)

3.3.1.1.1 Sonstige Antiinfektiva

Bei nachgewiesenen Koinfektionen (Mykoplasmen, Chlamydien, Ehrlichien (Anaplasmen), Yersinien), bei erwiesener Ineffektivität oder bei Unverträglichkeit der primär eingesetzten Antiinfektiva wechselten wir zu den sog. sonstigen Antiinfektiva. Dies war bei 14,44% (13/90) der Patienten notwendig.

Unter der Gruppe der sonstigen Antiinfektiva befanden sich:

- Imipenem entspr. den Empfehlungen von J. Burrascano [37] (bei Ceftriaxonunverträglichkeit)
- Rifampicin entspr. den Empfehlungen von J. Burrascano [37] i.d.R. in Kombination mit Makroliden bei Koinfektionen, (z.B. bei Chlamydien entspr P.M. Robin und H.M. Freidank [38-40])
- Benzathinpenicillin [27]
- Roxithromycin plus Trimethoprim entsprechen R. Gasser [41]
- Vancomycin (selten) entspr. den Empfehlungen von J. Burrascano [37]

Bei Kindern, Schwangeren und Risikopatienten wichen wir aus auf Azithromycin 500 mg/Tag an drei aufeinander folgenden Tagen der Woche über mindestens 6 Wochen oder Amoxicillin bis zu 3x1000 mg/Tag [26, 42].
Metronidazol könne lt. Herstellerfirma auch bei Kindern angewendet werden.

4 Behandlungsstrategien

Wir behandelten nach keinem fixen zeitlichen Schema, sondern immer nach dem Krankheitsverlauf. Daraus ergab sich eine für den einzelnen Patienten extrem unterschiedliche Dauer der Behandlungszeiten mit Antiinfektiva.

Unter den geeignet erscheinenden Antiinfektiva bevorzugten wir einen

- Therapiewechsel („Strategiewechsel").

Die Antiinfektiva-Dosierungen entsprachen den Angaben der Hersteller. Bei Antiinfektiva-Kombinationen wurden die Dosierungen nicht geändert. Die Dosierungen wurden dem Körpergewicht der Patienten i.d.R. angepasst.

4.1 Monotherapie

Wir verwendeten die Antiinfektiva-Monotherapie in Anlehnung an die Literaturangaben [4, 12, 16, 30] als

- zeitbegrenzte Intensivtherapie
- festfrequente Therapie in Behandlungszyklen („Sequenztherapie")
- patientenadaptierte Intervalltherapie
- patientenadaptierte Antiinfektiva - Stoßtherapie („Watschentherapie" [1]).

Unter „Watschen-Therapie" verstehen wir nach früher bereits erfolgreich durchgeführter längerfristiger Antiinfektivatherapie die kurzfristige Einnahme (4 bis 7 Tage) eines bei dem Patienten früher bereits wirksamen Antibiotikums bei einem Rezidiv der Erkrankung.

4.1.1 Kombinationstherapie

Wir verwendeten in den vergangenen drei Jahren auch Antiinfektiva-Kombinationen [26, 30], wenn die antiinfektive Monotherapie nicht gleich erfolgreich war [40, 43, 44] und bei nachgewiesenen Koinfektionen.

---

[1] Watschen (süddt. Begriff) = Ohrfeigen, Schlag mit der flachen Hand ins Gesicht des Gegners.

5 Behandlungsverlauf

Erfahrungsgemäß kam es zu Beginn der Antiinfektiva-Behandlung zu einer gewissen Symptomverstärkung.

In seltenen Fällen kam es unter der Therapie zu einer schnellen Heilung.

Bis zu einer deutlichen Symptomlinderung vergingen individuell sehr unterschiedliche Zeiten, in der Regel Monate [5, 7, 45].

Bei vielen Patienten ergab sich eine Dauer der Therapie von mindestens 6 Monaten [7, 27, 43, 45-47] und bei der Mehrzahl der Patienten eine Therapiedauer von über 3 oder 5 Jahren mit lange anhaltenden therapiefreien Intervallen [5, 7].

Wenn nach Monaten überhaupt keine Symptomänderung aufgetreten war, haben wir das Behandlungsregime geändert und die Diagnose überprüft [48].

Routinekontrollen waren:

Alle 1 bis 2 Wochen:

- Blutdruck, Blutbild, Gamma GT, SGPT, LDH, Kreatinin, evtl. Urinstatus

Alle 2 bis 4 Wochen:

- Ärztliche Befundkontrolle
- unter Ceftriaxon: Sonographie der Gallenblase
- unter Makroliden, Hydroxichloroquin oder Chinin: EKG evtl. alle 2 Wochen.

Alle 3 Monate:

- EKG und

- vor und unter Hydroxichloroquin: Augenuntersuchung

6 Behandlungsergebnisse

37,77% (34/90) der Patienten wurden wieder symptomfrei. Sie hatten eine vollständige Remission der Krankheit. Unter Remission verstehen wir ein vollständiges Abklingen der ursprünglich bestehenden infektionstypischen Symptome entsprechend den Informationen über den Krankheitsverlauf durch den Patienten selbst, mindestens aber über 6 Monate.

56,66% (51/90) der antiinfektiv behandelten Patienten fühlten sich wesentlich gebessert. Es kam bei ihnen aber in kürzeren oder längeren Intervallen immer wieder zu Rezidiven der Erkrankung, d.h. es kam zu einem Wiederauftreten der ursprünglichen Symptome, gelegentlich auch zu einem Symptomwechsel. Diese Rezidive konnten wir durch eine erneute antiinfektive Therapie, später auch durch eine antiinfektive Kurzzeittherapie über 4 bis 7 Tage („Watschentherapie") immer wieder abfangen. Dabei wurden die Rezidive in der Regel immer seltener und die beschwerdefreien Intervalle verlängerten sich zunehmend und deutlich.

5,55% (5/90) der behandelten Patienten waren therapieresistent (*Abbildung 5*).

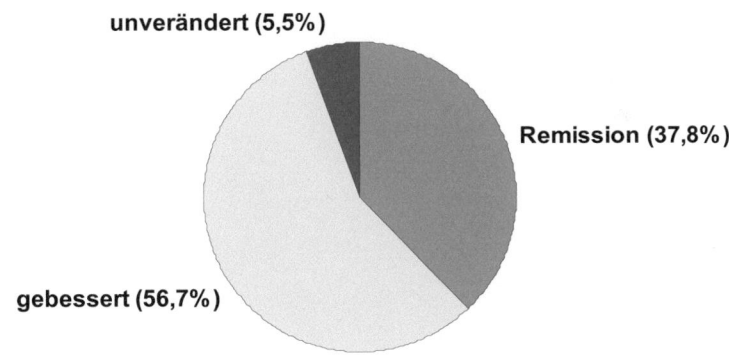

Abbildung 5: Ergebnisse unter antiinfektiver Behandlung bei durch Borrelien-DNA-Nachweis gesicherter Borrelieninfektion.

Mehr als die Hälfte der Patienten litt an zusätzlichen Infektionskrankheiten, an den sog. Koinfektionen, genauere Angaben finden sich bereits auf Seite 8.

Bei 8,8% (8/90) der Patienten beobachteten wir während der Therapie weniger schwerwiegende allergische Reaktionen, z.B. urtikarielle Exantheme.

Extrem selten gab es ernsthafte Therapiekomplikationen. Sie traten in der Regel mit Ceftriaxon auf (mehrere leichte und 2x schwerwiegende Herxheimer Reaktionen). Die Gabe von Antihistaminika und Corticoiden war einmal notwendig. Zwei Patienten mussten wegen einer Cholangiopathie cholezystektomiert werden.

Ein Patient mit Borreliose und Parkinson-Erkrankung hatte unter der zusätzlichen Medikation von Amantadin einen Harnverhalt.

Unter der Therapie ist kein Patient verstorben.

7 Diskussion

Borrelien sind Exo- und Endoparasiten [43]. Bei A. Béchamp 1901 [49] und seinen Nachfolgern, bei E. Klinenberger-Nobel 1951 [50] und bei L. Mattman 2001 [43] findet man die Grundlagen der Endoparasiten-Theorie. Die Endoparasiten-Theorie besagt, dass ein Zusammenleben mit einem Wirt in gegenseitigem Nutzen - wie unter Endosymbionten[1] - zwar versucht wird, aber nicht gelingt. Wir finden dies bei Infektionskrankheiten, bei Carcinomen, Sarkomen [2, 51, 92], bei einer Schwangerschaft, bei allen generativen Fortpflanzungserscheinungen.

Endoparasiten sind in Pilzen, Bakterien, Pflanzen, Tieren und Menschen im intrazellulären Milieu lebende Parasiten (Virusarten, Bakterien, Protozoen oder Helminten). Unter bestimmten Milieuverhältnissen machen sie ihren Wirt krank. Im intrazellulären Milieu verlieren sie ihr extrazelluläres Erscheinungsbild und gewinnen durch neue nachbarschaftliche Beziehungen an Komplexität. Sie werden instabil und polymorph [43, 47, 50, 52, 90]. Hier zeigt sich eine der wichtigsten Ursachen für das häufige Versagen bei der Diagnostik und der Therapie (s. auch S. 27). Den möglichen intrazellulären Aufenthalt und den Wandel des Phänotypus wird auch bei den Borrelien [43, 47, 49, 50, 52-55, 90] heute niemand ernsthaft mehr bezweifeln.

Ausgangspunkt unserer Studie ist der direkte Borrelien-DNA-Nachweis mittels PCR-Methode. Mit diesem Nachweis gilt die Diagnose Borrelien-Infektion praktisch als gesichert [9, 11, 21, 56].

Jede Studie (auch eine sog. Doppelblindstudie) ist subjektiv [57]. Unsere Studie ist eine verblindete retrospektive Anwendungs-Beobachtung durch zwei hausärztlich arbeitende Internisten unter der Beteiligung von Laborärzten und Chirurgen (Hautbiopsien) bei Patienten mit persistierenden Borreliose- typischen Symptomen und Befunden.

---

[1] Die Endosymbionten-Theorie von I.E. Wallin (1883-1969) und Lynn Margulis [58] besagt, dass neue Arten wie Pilze, Pflanze und Tiere ebenso wie Menschen durch Symbiose von bereits vorhandenen Lebewesen entstanden sind. Symbiose (A. de Bary 1878), griech. symbioun = „zusammenleben". Ursprünglich umfasste der Begriff alle Beziehungen, bei denen unterschiedliche Arten zusammen leben. Später wurde der Begriff auf Fälle mit gegenseitigem Nutzen eingeengt.

Plazebo - kontrollierte Studien [59] verbietet bei der persistierenden Borreliose heutzutage die Ethik, da bei der Therapie der Borreliose und Koinfektionen wirksame Arzneimittel und Behandlungsverfahren zur Verfügung stehen.

Es sind aber Vergleiche erlaubt zwischen verschiedenen Therapieverfahren, wenn dabei Koinfektionen und „der Immunstatus" berücksichtigt werden. Auch Nachuntersuchungen sind sinnvoll und Untersuchungen umschriebener Patientenkollektive bei akzeptierter Falldefinition [60, 61], strikten Ein- und Ausschlusskriterien und standardisiertem Endpunkt der Therapie.

Die etwa gleichmäßige Verteilung der Krankheit über alle Altersgruppen bestärkte unsere Vorstellung von den exogenen Ursachen, obgleich uns auch eine auffällige familiäre Häufung der Leidensgeschichten auffiel, wie es bereits W.T. Harvey und P. Salvato [62] u. a. [63] beschrieben haben.

Bei der Geschlechterverteilung waren Frauen mit 63,33% (57/90) überproportional vertreten. Auch wir vermuten, dass bei der Borreliose und bei den Koinfektionen hormonelle und entzündungshemmende (antizytokine) und immunmodulierende Einflüsse den Verlauf der Erkrankung ganz wesentlich beeinflussen [43]. Bei der Verordnung von Sexualhormonen (Klimakterium) und Corticoiden (Rheuma) und stark wirkenden Entzündungshemmern (Antirheumatika) waren wir deshalb zurückhaltend.

Symptome und Befunde haben wir in die 3 gemeinsam auftretenden Symptomengruppen zusammengefasst: Borreliose mit neurologischen oder psychiatrischen, muskulo-skelettalen und allgemeinen Symptomen. Den Begriff Neuroborreliose haben wir vermieden, denn er wird unserer Meinung nach zu oft undifferenziert verwendet [21]. Es folgen Symptome und Krankheiten an Bauch, Augen, Herz, Haut, Kreislauf, Schilddrüse, Leber und die auffällige Häufung von bösartigen Tumoren [51, 92], wobei der Zusammenhang mit einer Borreliose und den Koinfektionen zwar vermutet werden kann, nicht aber bewiesen ist. Weitere Studien sollten dieser Fragestellung nachgehen.

Der Block serologischer Befunde ist nicht homogen, weil sich die Studie über 10 Jahre hinzieht und die Test-Kits in der Zwischenzeit verändert wurden. Die Sensitivität der Test-Kits wurde mit 50%-75% angegeben [7, 64]. Andererseits kann die Antikörperbildung insbesondere bei den schwerkranken Patienten, in späten Krankheitsphasen und bei einer Therapie mit Antiinfektiva [65], Cortison oder Immun-Suppressiva auch versiegen [66, 67].

Basis der Therapie war die symptomatische Therapie in der Form der Patientenführung und der Symptomentlastung [23, 27]. Für die Behandlung der Infektion als Ursache der Erkrankung existieren keine gesicherten Standards [26, 27]. Wir kennen keine optimale Therapie. Vielfach wird von jeglicher Therapie abgeraten, da sich alle therapeutischen Bemühungen, die sich bisher über maximal 3 Monate erstreckten im Grunde als sinnlos erwiesen hätten [6, 48, 60, 61, 68-70]. Wir haben trotzdem patientenadaptiert zunächst kontinuierlich und später über 6 bis 36 Monate, wie von R.B. Stricker und anderen empfohlen [4, 7, 45] und auch über 60 Monate und länger antiinfektiv behandelt mit häufigen und lange anhaltenden antiinfektiva-freien Intervallen. Es war uns dabei durchaus klar, dass auch Antiinfektiva, wie aus zahlreichen Publikationen abzuleiten ist [71-73], eine entzündungshemmende (antizytokine) Wirkung haben.

Das derzeitige Borreliose Referenzmedikament ist Ceftriaxon [2]. Obwohl bei den gramnegativen Bakterien[1] wie den Borrelien die Betalaktam- Antiinfektiva, zu denen Ceftriaxon und auch Amoxicillin gehören, prinzipiell weniger wirksam sind [42], war auch bei uns Ceftriaxon im akuten Fall der Krankheit z.T. hoch wirksam, wenn die Patienten keine Koinfektionen hatten und wenn bei ihnen die zelluläre Immunreaktivität weitgehend ungestört war.

---

[1] Die Gram-Färbung ist als Methode zur differenzierenden Färbung von Bakterien ein wichtiges Kriterium für die Unterscheidung von Bakterien nach dem Aufbau ihrer Zellwand. „Grampositive" und „gramnegative" Bakterien reagieren unterschiedlich auf Antiinfektiva. (Auch Chlamydien und Ehrlichien (Anaplasmen) [und Mykoplasmen (Mollicutes)] sind gramnegativ.) Gramnegative Bakterien, die durch Chemotherapeutika (z.B. Antiinfektiva) geschädigt sind, können ein wechselhaftes Verhalten zeigen. Sie verhalten sich gramlabil [43].

Bei zellwandlosen oder vorwiegend intrazellulär lebenden Bakterien oder bei bakteriellen Zysten- [44, 47] oder Granulatformen [74] können Betalaktam-Antiinfektiva nichts bewirken und bei langsam wachsenden Bakterien sind sie nicht indiziert. Bei intakter Bluthirnschranke ist Ihre Liquorgängigkeit unbewiesen. Betalaktam-Antiinfektiva sind in vitro gegen Borrelien hoch wirksam. In vivo sollten sie kombiniert angewendet werden mit Arzneimitteln, die auch zystische oder granuläre bakterielle Dauerformen erfassen [75].

Unser Behandlungsprinzip war die symptomadaptierte und möglichst erfolgreiche Antibiose, wobei wir Koinfektionen - soweit uns dies möglich war - durch serologischen Nachweis ebenfalls in Betracht gezogen haben.

Das Arsenal der bekannten Schutzmechanismen (Escape - Mechanismen) bei Bakterien [22, 43-45, 50, 52, 76, 77] und die immunologischen Besonderheiten von Patienten [78, 91] haben uns die Behandlung sicher erschwert. Z.B. sprechen Bakterien einen genetischen Dialekt [79-81], d.h. für das gleiche Endprodukt unterscheidet sich ihre DNA-Basen-Sequenz von der des Menschen. Dieser genetische Dialekt ist in andere Genomstrukturen, - auch die des Menschen -, reversibel [63, 77, 82] integrierbar [83, 84], was die Krankheit ebenfalls chronifizieren kann[1].

Auch die unterschiedliche und wechselnde Empfindlichkeit der einzelnen Borrelienstämme gegenüber Antiinfektiva wurde mehrfach beschrieben [42, 44].

Auffällig war die hohe Zahl - über 40% der Patienten - der die Borreliose überlagernden anderen Infektionskrankheiten. Mit zunehmender Erfahrung wählten wir auch deshalb Antiinfektiva - Kombinationen, vor allem wenn sich die einzelnen Wirkkomponenten der Antiinfektiva theoretisch ergänzen konnten [2, 12, 26, 27] und wenn wir es nachgewiesenermaßen mit zusätzlichen Infektionskrankheiten, mit sog. Koinfektionen [29] zu tun hatten.

---

[1] So konnten sich Borellien DNA-Sequenzen in das menschliche Erbgut einschleusen (CB1 Gen) [79, 80]. Das Stummschalten (Methylierung, Anlagerung von Histonen) dieser eingeschleusten DNA-Basen-Sequenzen kann dem Wirt misslingen und z.B. bei abnormen Spermintitern [43, 85] oder durch Quorum sensing – Mechanismen [86] speziell unter der Wirkung von Antiinfektiva schwerwiegende Nebenwirkungen bei den Patienten verursachen.

Außerdem fürchteten wir auch eine weitere Chronifizierung der Infektionskrankheit durch Monotherapie, Unterdosierung oder Ineffektivität des Antibiotikums am Zielort.

In Übereinstimmung mit anderen Therapeuten [87, 88] hält besonders einer von uns, B.-D. H. (2008/2009) die im Anhang 1 auf *Seite 23* beschriebenen Antiinfektiva-Kombinationen für vertretbar [26, 27].

Diese Antiinfektiva - Kombinationen sind für die Borreliose und deren Koinfektionen nicht validiert. Jeder Arzt muss zusammen mit seinem Patienten eigenverantwortlich entscheiden ob er sie so anwenden kann und will.

Bei einigen Antiinfektiva, die auch oral gegeben werden können (z.B. Metronidazol, Klarithromycin, evtl. auch Azithromycin) hat sich die zeitweilige i.v. - Anwendung praktisch bewährt.

Unser Beitrag soll zu einem besseren Verständnis, einer effektiveren Therapie und zu einer erfolgreichen Auseinandersetzung mit dem Thema Patienten mit Borreliose und Koinfektionen beitragen.

Wissenschaftliche Studien, in denen die Behandlung an den Verlauf der persistierenden Borreliose und deren Koinfektionen adaptiert ist, sollten folgen, damit dieser Geißel der Menschheit endlich eine praxisorientierte und optimale Therapie entgegengesetzt werden kann.

Unsere Zusammenstellung soll darüber hinaus anregen zu weitergehenden Überlegungen zum Thema Klinik der fakultativ intrazellulären Parasitosen [43, 49, 50, 52, 57, 58].

Anhang 1

Antiinfektiva – Kombinationen bei Borreliose

Vorwiegend bei persistierender Borreliose:

Minocyclin	2x 100 mg, beginnen mit 2x 50 mg/Tag
plus Azithromycin	500 mg/Tag 3Tage/Woche **(EKG alle 2 Wochen)**
plus Hydroxychloroquin **oder** Chininsulfat **oder** Artemisia annua anamed	1x 200 mg 30 Tage lang **(EKG alle 2 Wochen)** 1x 200 mg abends 60 Tage lang 3x200 mg/Tag maximal 90 Tage lang speziell bei Babesien, Chlamydien oder Bartonellen – Koinfektionen

oder:

Minocyclin	2x 100 mg, evtl. beginnen mit 2x 50 mg/Tag
plus Clarithromycin	2x500 mg **(EKG alle 2 Wochen)**
plus Hydroxychloroquin **oder** Chininsulfat **oder** Artemisia annua anamed	1x 200 mg 30 Tage lang **(EKG alle 2 Wochen)** 1x 200 mg abends 60 Tage lang 3x200 mg/Tag maximal 90 Tage lang speziell bei Babesien, Chlamydien oder Bartonellen - Koinfektionen

kurzfristig bei Neuinfektion oder während eines klinischen Schubes der Krankheit:

Ceftriaxon, bei Kindern Amoxicillin	Ceftriaxon 2-4 g i.v., über 2 Std., 4 Tage/Woche **(Gallenblasensonographie alle 4 Wochen)**
plus Metronidazol [75] (nicht bei Neugeborenen, Kindern oder bei spez. Organ- krankheiten des Gehirns; z.B. nicht bei Anfallsleiden)	2x500 mg i.v. Plus 400 mg **oder** 500-800 mg oral; 35mg/kg tägl., **nur 10 Tage,** dann z.B. Chininsulfat

evtl. anschließend an die 10 Tage der Kombination von Ceftriaxon mit Metronidazol:

Ceftriaxon evtl. **intermittierend** Minocyclin	2-4 g i.v.,4 Tage/Wo evtl. auch bis zu 12 Wochen **(Gallenblasensonographie alle 4 Wochen)**
plus Hydroxychloroquin **oder** Chininsulfat **oder** Artemisia annua anamed	1 od.2x 200 mg/Tag 30 Tage **(EKG alle 2 Wochen)** 1x 200 mg abends 60 Tage Artemisia 3x200 mg/Tag 90 Tage speziell bei Babesien, Chlamydien oder Bartonellen - Koinfektionen

Tabelle 1: Pharmakologisch sinnvoll erscheinende Kombinationen von Tetrazyklinen mit Makroliden und Lysosomotropika oder von Betalaktam-Antiinfektiva und Lysosomotropika oder Nitroimidazolen. Keine Haftung. Alle Angaben ohne Gewähr. Es gelten die Arzneimittel - Zulassungsbedingungen und die Angaben der Arzneimittelhersteller.

Da Betalaktam-Antiinfektiva (Penicilline, Cephalosporine) die Borrelien von ihrer Zellwand nur entkleiden - Betalaktam-Antiinfektiva sind Zellwandsynthese-Hemmer - kommt es hier bevorzugt zu einer Immunevasion bei den Erregern in zystische und granuläre und intrazellulär persistierende Überlebensformen, was infektchronifizierend wirken kann [26, 43, 46, 50, 74].

18

Antiinfektiva - Kombinationen bei Mykoplasmose, Tularemie

Akuttherapie   **Mindestens vier Wochen**

1. Therapie der Wahl	**Wie bei Borreliose, s.o. oder Levofloxazin** [29, 89]	Levofloxazin 500 mg 1 Tabl./Tag Pat.über 18 Jahre, nur 2 Wochen (auch bei Bartonellose / BLO)
	Clindamycin	Clindamycin 2x900 mg i.v. plus 2x 300 mg oral (2 Tabl./Tag) **(EKG alle 2 Wochen)**
2. Therapie der Wahl	**plus** Sulfonamid+Trimethoprim	plus Sulfamethoxazol+ +Trimethoprim (2 Tabl./Tag)
	plus Hydroxychloroquin	plus Hydroxychloroquin 200 mg /Tag.30Tg.**(EKG alle 2 Wochen)**
3. Therapie der Wahl	Imipenem	Imipenem 500 Infusions-Flasche mit Lösung-M. und Transfernadel alle 8 bis 6 Stunden (3x bis 4x pro Tag eine Infusionsflasche)
1. Alternative	Amoxicillin+Cavulansäure	Amoxicillin+Clavulansäure Filmtabletten 875/125 mg 3x 1 Tablette/Tag
2. Alternative	Metronidazol	500-800 mg oral; 35mg/kg tägl. nur 10 Tage

Erhaltungstherapie   **Dauer: Symptomangepasst**

Tabelle 2: Pharmakologisch sinnvoll erscheinende Kombination von Clindamycin und Sulfonamid mit Folsäureantagonisten mit Lysosomotropika. Einige Borrelienstämme bilden Betalaktamasen [37] Keine Haftung. Alle Angaben ohne Gewähr. Es gelten die Arzneimittel - Zulassungsbedingungen und die Angaben der Arzneimittelhersteller.

Antiinfektiva – Kombinationen bei Ehrlichiose, Anaplasmose, anderen Rickettsiosen, Chlamydiose, Bartonellose,

Akuttherapie   **Mindestens vier Wochen**

1. Therapie der Wahl (Ehrlichiose)	Minocyclin oder Doxycyclin **plus** Azithromycin **plus** Hydroxichloroquin **oder plus** Chininsulfat **oder** Artemisia annua	Minocyclin o. Doxycyclin 2x 100 mg plus Azithromycin 500 mg/Tag 3Tage/Woche plus Hydroxichloroquin oder Chininsulfat 2x1 oder 1x 200 mg abends
1. Therapie der Wahl (Ehrlichiose, Chlamydiose)	Rifampicin [29, 78] evtl. **plus** Pyrazinamid **plus** Azithromycin	Rifampicin 600 mg /Tag plus Pyrazinamid 2x 2 Tabl.à 500mg/Tag plus Azithromycin 500 mg an 3 aufeinander folgenden Tagen der Woche
1. Therapie der Wahl (Ehrlichien, Chlamydien, Bartonellen, evtl. Mykoplasmen)	Rifalazil° oder Rifampicin **plus** Levofloxazin [29, 37]	Evtl. über die Auslandsapotheke plus Levofloxazin 500 mg 1 Tabl./Tag nur 2 Wochen lang.

Erhaltungstherapie   **Dauer: Symptomangepasst**

Tabelle 3: Pharmakologisch sinnvoll erscheinende Kombinationen bei Ehrlichiose (Anaplasmose), Chlamydiose und Bartonellose. Keine Haftung. Alle Angaben ohne Gewähr. Es gelten die Arzneimittel - Zulassungsbedingungen und die Angaben der Arzneimittelhersteller.
° Lieferantenadressen von Rifalazil:
http://www.buyersguidechem.de/chemicals_suppliers_jp/Rifalazil.php?lg=deutsch
http://www.chemblink.com/products/129791-92-0.htm

Antiinfektiva – Kombinationen bei Babesiose

Akuttherapie

1. Therapie der Wahl	**Acithromycin plus** Atovaquon [88]	Acithromycin 500 mg 3 Tage/Wo. **plus** Atovaquon 1 Tabl/Tag bei Patienten mit über 40 kg Gewicht
2. Therapie der Wahl	Acithromycin **plus** Riamet®	Acithromycin 500 mg 3 Tage/Wo **plus** Riamet® 4 Tabl/Tag, danach 5 weitere Dosen mit je 4 Tabletten nach 8, 24, 36, 48 und 60 Stunden bei Pat. älter als 12 J.
Alternative (Imidicarb auch Ehrlichiose)	Imidocarb **oder** Metronidazol	Imidocarb üb. Auslandsapotheke Nebenwirkungen beachten.
Erhaltungstherapie		**Dauer: Symptomangepasst**

Tabelle 4: Pharmakologisch sinnvoll erscheinende Kombinationen bei Babesiose. (zusätzlich evtl. Metronidazol oder Artemisia annua anamed) Keine Haftung. Alle Angaben ohne Gewähr. Es gelten die Arzneimittel - Zulassungsbedingungen und die Angaben der Arzneimittelhersteller.

Antiinfektiva – Kombinationen bei Toxoplasmose

Akuttherapie		**Mindestens vier Wochen**
Therapie der Wahl vor der 16.Schwangerschaftswoche	Spiramycin	Spiramycin 750 mg, 8 Filmtabletten/Tag (4x2 oder 2x4)
Therapie der Wahl nach der 16. Schwangerschaftswoche u. Nichtschwangere Erwachsene	Sulfadiazin **plus** Pyrimethamin **plus** Folsäure	Sulfadiazin 4 x 2-3 Tbl. A 500 mg **plus** Daraprim® 2 x 2 Tbl. à 25 mg (3 Tage, dann halbe Dosis) **plus** Folsäuretabletten 1-3 /Tag
Erhaltungstherapie		**Dauer: Symptomangepasst**
evtl. auch möglich	Cotrimoxazol	Cotrimoxazol 2x1 Tbl/Tag 1 x 1 Tbl. à 960 mg

Tabelle 5: Pharmakologisch sinnvoll erscheinende Kombinationen bei Toxoplasmose. (zusätzlich evtl. Artemisia annua anamed) Keine Haftung. Alle Angaben ohne Gewähr. Es gelten die Arzneimittel - Zulassungsbedingungen und die Angaben der Arzneimittelhersteller.

Antiinfektiva bei Yersiniose Clotrimazol, Doxycyclin, Chinolone.

Adjuvans bei viralen Begleitinfektionen (Herpes-, EBV-, Varizellen-Z.-, Zytomegalie-Virus etc.) Isoprinosine (Immunmodulans) plus Vit.B12 1000 Gamma i.m. 1x pro Woche mehrere Wochen lang oder Amantadin (Virustatikum) [26].

Antiinfektiva bei Mikrofilarien, Nematoden, Trichinen Doxycyclin (adulte Filarien), Ivermectin (Mikrofilarien), Mebendazol, Pyrantel (Nematoden), Albendazol (Trichinella spiralis).

Tabelle 6 zeigt das Prinzip einer Symptomliste, in die der Patient täglich Symptome und Therapie eintragen soll (Das entspr. Symptomkästchen soll vom Patienten eingefärbt und das entspr. Medikament eingetragen werden).

Monat												
Tag	Erschöpf.	Hautgefühl	Schmerz	Zucken	Entzünd.	Kopf	Gelenk	Muskeln	Herz	Augen	Haut	Sonstige	Medikament
1													
2													
3													
4													
5													
6													
7													
8													
9													
10													
11													
12													
13													
14													
15													
16													
17													
18													
19													
20													
21													
22													
23													
24													
25													
26													
27													
28													
29													
30													
31													

Monat												
Tag	Erschöpf.	Hautgefühl	Schmerz	Zucken	Entzünd.	Kopf	Gelenk	Muskeln	Herz	Augen	Haut	Sonstige	Medikament
1													
2													
3													
4													
5													
6													
7													
8													
9													
10													
11													
12													
13													
14													
15													
16													
17													
18													
19													
20													
21													
22													
23													
24													
25													
26													
27													
28													
29													
30													
31													

Tabelle 6: Muster eines Patienten - Symptom - Dokumentationsbogens zur Therapiekontrolle

Therapiekontrollen:

alle 14 Tage:

- Arztkontakt, Blutdruck, Blutbild, Gamma-GT, Kreatinin
- EKG bei Makroliden (Azithromycin, Klarithromycin, Roxithromycin), Ketoliden (Telithromycin), Linkosaminen (Clindamycin), Chinin und Chininanaloga (Hydroxy-chloroquin, Levofloxazin)

alle 60 Tage (2 Monate):

- Ausführliche Arztkonsultation
- Borrelien - LTT, CD3- CD57+, ggf. Labor auf Koinfektionen

Alle 120 Tage (6 Monate)

- Borrelien - Serologie, Borrelien - LTT, CD3- CD57+, ggf. Labor auf Koinfektionen

Ist das Hauptproblem bei aller Therapie etwa hier ein Granulaten – Stau?

Borrelien bilden durch „China" Filter [1] mit einer Porengröße von 200 Nanometer (Mikroporen) filtrierbare Bakterienvarianten (Granulate, „filterable forms of bacteria", L-Formen, Persister, „non helical forms", Sporen, Elementarformen „Stealth pathogens", „Cellwall deficient forms, CWDs", Nanobakterien / Nanoben) [43, 49, 50, 52, 74], die auch in einem monatelangen Replikationszyklus wieder zu Original - Spirochäten auskeimen können [2].

---

[1] Nanoweb® (Hollingsworth und Vose)
[2] Mögliche Wissenschaftliche Therapieansätze sind [26, 52]:

1. DNA (z.B. Komplexbildung durch Chromosomenfarbstoffe, Nitroimidazole, Amantadin, Stabilisierung durch Spermidin, Glutathion)
2. RNA (z.B. Rifampicin, Senföl, Amanitin [Hemmung der RNS-Polymerase], Tetrazykline [Interferieren an der bakt. RNA 30s], Makrolide [Interferieren an der bakt. RNA 50s])
3. Metalloproteine (z.B. Artemisin [Metalloxydbildung], Fe, As, Hg, Sb, Ge, Ag, Au)
4. Heat shock Proteine, Chaperone (z.B. Fieber, Sauerstoff, Phenylbutyrat, Oxydantien)
5. Mitochondrien, Zytoskelett, Bewegungsfilamente (z.B. Chloramphenicol, Alliin, ..)
6. Lysosome (z.B. Chininsulfat, Hydroxychloroquin, Trimethylamin)
7. Vitamine und -Antagonisten (B1, 6,12, Fols., Trimethoprim, Metotrexat, PAB, INH)
8. Probiotika, Aminosäuren und Peptide (Mutaflor®, Omniflora®)
9. Salz – und Wasserstoffionen – Haushalt (pH-Wert) (z.B. Milieuwechsel, Begünstigung des aeroben Stoffwechsels durch optimierte Lebensweise, Schaukeldiät, Schaukeltherapie mit Vitamin C, Taurin, Methionin, Lysosomotropika, Magnesium), ggf. körperliche Bewegung
10. Links - zirkulär polarisierte Mikrowellen Therapie o. ä. (z.B. sog. Photonen – Therapie).

Literaturverzeichnis

Monographien

21. Hopf-Seidel P, Krank nach Zeckenstich. Borreliose erkennen und wirksam behandeln. *Knaur TB* (2008) ISBN3-426-87392-3

26. Huismans BD, Diskussionsbeitrag zur antimikrobiellen Therapie bei Patienten mit chronischer Borreliose und anderen chronischen Infektionskrankheiten. *Grin-Verlag, München* (2007) ISBN-10 3-638-91286-8

27. v. Baehr R, Berghoff W, Bennefeld H, et al. Diagnostik und Therapie der Lyme-Borreliose. *Deutsche Borreliose-Gesellschaft* (2008)

43. Mattman LH, Cell Wall Deficient Forms. Stealth Pathogens. *CRC Press Boca Raton London New York Washington, D.C.* (2001)

49. Béchamp A, The Blood and its Third Element. *METROPOLIS INK* (2002) ISBN 0-9579858-7-8

56. Huismans BD, Plädoyer für den Erregernachweis bei der chronischen Lyme-Borreliose. *Grin-Verlag* (2008) ISBN 978-3-638-92337-8

57. Huismans BD, Lebendigkeit – Selbstorganisation – Morphogenese: 5. Hauptsatz der Thermodynamik, das Phanes Sound Theorem. *Grin Verlag* (2007) ISBN 978-3-638-77985-2

58. Margulis L, Die andere Evolution. *Spektrum, Heidelberg, Berlin* (1999) ISBN 3-8274-0294-8 Originaltitel: Symbiotic Planet. *Weidenfeld & Nicolson/Orion Publishing Group Ltd. London.*

82. Bauer J. Das Gedächtnis des Körpers: Wie Beziehungen und Lebensstile unsere Gene steuern. *Piper* (2004)

92. Cantwell Jr. A. The Cancer Microbe. The Hidden Killer in Cancer, AIDS and other Immune Diseases. *Aries Rising Press, Los Angeles,* (1995) ISBN 0-917211-01-4

Zeitschriftenartikel

1. Steere AC, Malawista SE, Snydman DR, et al. Lyme arthritis: an epidemic of oligoarticular arthritis in children and adults in three connecticut communities. Arthritis Rheum. 20 (1): 7–17 (1977).

2. Hassler D, Phasengerechte Therapie der Lyme-Borreliose. *Chemother J* 15, 106-111 (2006)

3. unter Internetquellen

4. Ziska MH, Donta ST, Demarest FC, Physician preferences in the diagnosis and treatment of Lyme disease in the Unites States. *Infection* 24(2) 182-186 (1996)

5. Stricker RB, Lautin A, Burrascano JJ. Lyme disease: point/counterpoint. *Expert Rev Anti Infect Ther.* 3(2), 155-65, (2005) Review.

6. Auwaerter PG. Point: Antibiotic Therapy Is Not the Answer for Patients with Persisting Symptoms Attributable to Lyme Disease. *Clinical Infectious Diseases.* 45(2) 143-148 (2007)

7. Stricker RB. Counterpoint: long-term antibiotic therapy improves persistent symptoms associated with lyme disease. *Clin Infect Dis.* 45(2) 149-57 (2007) Review.

8. Keller TL, Halperin JJ, Whitman M, PCR detection of Borrelia burgdorferi DNA in cerebrospinal fluid of Lyme neuroborreliosis patients. *Neurology* 42, 32-42 (1992)

9. Straubinger K. Pcr-based quantification of Borrelia burgdorferi organisms in canine tissues over a 500-day postinfection period. *Journal of clinical microbiology* 38(6), 2191-2199 (2000)

10. Priem S, Burmester G, Kamradt T et al. Detection of *Borrelia burgdorferi* by polymerase chain reaction in synovial membrane, but not in synovial fluid from patients with persisting Lyme arthritis after antibiotic therapy. *Ann Rheum Dis.* 57(2), 118–121 (1998)

11. Oksi J Marjamaki M Nikoskelainen J et al. Borrelia Burgorferi Detected by Culture and PCR in Clinical Relapse of Disseminated Lyme Borreliosis. *Annals of Medicine* 31 (3) 225 – 232 (1999)

12. unter Internetquellen

13. Cameron D, Gaito A,Harris N et al. ILADS Working Group. Evidence-based guidelines for the management of Lyme disease. *Expert Rev Anti Infect Ther* 2(1 Suppl) 1-13 (2004)

14. Fallon BA, Nields JA, Wilson K, Burrascano J, Liegner K, Liebowitz MR. The Neuropsychiatric Manifestations of Lyme Borreliosis. *Psychiatric Quarterly*, 63, 95-117 (1992)

15. Kerimovic´ Dj, Mlademovic´ R, Dimitrovic´ R et al. Rheumatic manifestations in Lyme borreliosis: personal experience in patients with oligoarthritis of "unknown" origin. *Glas Srp Akad Nauka [Med].* 43,195-202 (1993)

16. Donta ST, Tetracycline Therapy for Chronic Lyme Disease. *Clin Infect Dis* 1, 52-56 (1997)

17. unter Internetquellen

18. Steere AC, Hutchinson GJ, Rahn DW, Sigal LH, Craft JE, De Sanna ET, et al. Treatment of the early manifestations of Lyme disease. *Ann Intern Med* 99, 22-26 (1983)

19. Oksi J, Uksila J, Marjamärki M, et al. Antibodies against Whole Sonicated Borrelia burgdorferi Spirochetes, 41-Kilodalton Flagellin, and P39 Protein in Patients with PCR- or Culture-Proven Late Lyme Borreliosis. *Journal of Clinical Microbyology* 33(9), 2260-2264 (1995)

20. Santino I, Berlutti F,Pantanella F et al. Detection of Borrelia burgdorferi sensu lato DNA by PCR in serum of patients with clinical symptoms of Lyme borreliosis. *FEMS Microbiol Lett.* 283(1), 30-35 (2008)

21. unter Monoraphien

22. Ferencik M, Stvrtinova V, Hulin I, et al. Inflammation – a Lifelong Companion. Attempt at a Non-Analytical Holistic View. *Folia Microbiol.* 52(2), 159-173 (2007)

23. van den Berg WB. Anti-cytokine therapy in chronic destructive arthritis. *Arthritis Res* 3, 8-26 (2001)

24. Cartwright, M. J.,S .E. Martin, and S. T. Donta. A novel neurotoxin (Bbtox 1) Borrelia burgdorferi. *Meeting of the American Society for Microbiology.* (1999), Chicago

25. Hikson M, D´Souza A, Muthu N et.al. Use of probiotic Lactobacillus preparation to prevent diarrhoea associated with antibiotics: randomised double blind placebo controlled trial. *BMJ* 335(80), 1-5 (2007)

26.-27. unter Monoraphien

28. Liegner KB, Minocycline in Lyme disease. J. Am. Acad. Dermatol. 26, 263-264 (1992)

29. Brewer J. Tick-borne Diseases and Coinfections. *Lyme Times* 48, (2007)

30. Donta ST, Macrolide therapy of chronic Lyme Disease. *Med Sci Monit.* 9(11) 136-142 (2003)

31. Adler J. et al. Efficacy of clarithromycin for treatment of erythema migrans: clinical and microbiological findings. *Infection* 37, 1329-1333 (1993)

32. Dattwyler RJ et al. Clarithromycin in treatment of early Lyme disease: a pilot study. *Antimicrob Agents Chemother* 40, 468-469 (1997)

33. unter Internetquellen

34. Brorson O, Brorson SH, An in vitro study of the susceptibility of mobile and cystic forms of Borrelia burgdorferi to metronidazole. *APMIS* 107(6), 566-576 (1999)

35. Brorson O, Brorson SH, An in vitro study ot the susceptibility of mobile and cystic forms of Borrelia burgdorferi to hydroxichloroquine. *Int Microbiol* 5(1) 25-31 (2002)

36. Schardt WF, Clinical effects of Fluconazole in patients with neuroborreliosis. *Eur J Med Res* 9(7) 334-336 (2004)

37. unter Internetquellen

38. Robin PM Comparative in vitro activitiers of Rifamycin derivates ABI-1648 (Rifalacil, KRM-1648), ABI-1657, and ABI-1131 against Chlamydia trachomatis and recent clinical isolates of Chlamydua pneumoniae. *Antimicrobial Agents and Chemotherapy* 47, 1135-1136 (2003)

39. Freidank HM, Losch P, Vögele H et al. In Vitro Susceptibilities of Chlamydia pneumoniae Isolates from German Patients and Synergistic Activity of Antibiotic Combinations. *Antimicrobial Agents and Chemotherapy*, 43(7) 1808-1810, (1999)

40. Hof H, Können Antibiotika auf intrazelluläre Bakterien wirken? *Chemotherapie Journal* 7(3) 77-85 (1998)

41. Gasser R, et al. Oral treatment of late Lyme Borreliosis with a combination of roxithromycine and cotrimazole – a pilot study on 18 patients. *Acta Med Austria* 23, 99-101 (1996)

42. Sicklinger M, Wienecke R, Neubert U, In Vitro Susceptibility Testing of Four Antibiotics against Borrelia burgdorferi: a Comparison of Results of the Three Genospecies Borrelia afzelii, Borrelia garinii, and Borrelia burgdorferi Sensu Stricto. *Journal if Clinical Microbiology* 44(4), 1791-1793 (2004)

43. unter Monoraphien

44. Preac-Mursic V, Weber K, Pfister HW et al. Survival of Borrelia burgdorferi in antibiotically treated patients with Lyme Borreliosis. *Infection* 17(6) 355-359 (1989)

45. Stricker RB, Johnson L. Lyme disease: a turning point. *Expert Review of Anti-infective Therapy* 5 (5), 759-762 (2007)

46. Preac-Mursic V et.al. Absterbekinetik von Borrelia burgdorferi – Bakteriologische Befunde zur Behandlung der Lyme-Borreliose. *Infection* 24, 9-16 (1996)

47. Preac-Mursic V, Wanner G, Reinhardt S et al. Formation and cultivation of Borrelia burgdorferi spheroplast-L-form variants. *Infection* 24, 218-226 (1996)

48. Feder H, Johnson B, Shapiro E, A Critical Appraisal of „Chronic Lyme Disease". *N. Engl. J. Med.* 357(14), 1422-1430 (2007), Correction 358(10) 1084 (2008)

49. unter Monoraphien

50. Klinenberger-Nobel E, Filterable Forms of Bacteria. *Bacteriol Rev.* 15(2), 77–103 (1951)

51. Russel W. An address on a characteristic organism of cancer. *British Medical Journal, London* 2, 1356-1360 (1890)

52. Miklossy J, Kasas S, Zurn AD et al. Persisting atypical cystic forms of Borrelia burgdorferi and local inflammation in Lyme neuroborreliosis. Jourmal of Neuroinflammation 5(40) (2008)

53. Kersten A, Poitschek C, Rauch S, Aberer E, Effects of penicillin, ceftriaxone, and doxycycline on morphology of Borrelia burgdorferi. Antimicrobial Agents and Chemotherapy, 39 (5), 1127-1133 (1995)

54. Aberer E, Kersten A, Klade H et al. Heterogeneity of Borrelia burgdorferi in the skin. *American Journal of Dermatopathology*, 18 (57), 571-579 (1996)

55. Durray PH, Yin SR, Ito Y et al. Invasion of human tissue ex vivo by Borrelia burgdorferi. *J Infect Dis* 191, 1747-1754 (2005)

56.-58. unter Monoraphien

59. unter Internetquellen

60. Wormser GP, Dattwyler RJ et al. The Clinical Assessment, Treatment, and Prevention of Lyme Disease, Human Granulocytic Anaplasmosis, and Babesiosis: Clinical Practice Guidelines by the Infectious Diseases Society of America. *Clinical Infectious Diseases* 43, 1089-1234 (2006)

61. Evison J, Aebi C, Francioli P et al. Lyme Disease Part 3: prevention, Pregnancy, immundeficient state, post-Lyme disease syndrome. *Rev Med Suisse* 5, 2(60) 935-936, 938-940 (2006)

62. Harvey WT, Salvato P, `Lyme disease`: ancient engine of an unrecognised borreliosis pandemic? *Medical Hypotheses* 60(5) 742-759 (2003)

63. Withlaw E, Epigenetics: Signs of the fathers and their fathers. *European Journal of Human Genetics* 14, 131–132 (2006)

64. Schulte-Spechtel U, Lehnert G, Liegl G, Fingerle V, Heimerl C, Johnson BJ, Wilske B. Significant improvement of the recombinant Borrelia-specific immunoglobulin G immunoblot test by addition of VlsE and a DbpA homologue derived from Borrelia garinii for diagnosis of early neuroborreliosis. *J Clin Microbiol.* 41(3),1299-303 (2003)

65. Hassler D, Schnauffer M, Ehrfeld H, Müller E. Disappearance of specific immune response after successful therapy of chronic Lyme borreliosis. *Int J Med Microbiol.* 293 Suppl 37, 161-164 (2004)

66. Tylewska-Wierzbanowska S, Chmielewski T Limiation of serologic testing for Lyme borreliosis: evaluation of ELISA and western blot in comparison with PCR and culture methods *Wien Klin Wochenschr*, 114(13-14), 601-5 (2002)

67. unter Internetquellen

68. Krupp LB, Hyman LG, Grimson R et al. Study and treatment of post Lyme disease (STOP-LD): a randomized double masked clinical trial. *Neurology* 60(12 1923-1930 (2003)

69. Halperin JJ, Shapiro ED, Loggian E et al. Quality Standards Subcommittee of the American Academy of Neurology. Practice parameter: treatment of nervous system Lyme disease (an evidence based review): report of the Quality Standards Subcommittee of the American Academy of Neurology. *Neurology* 69(1) 91-102 (2007)

70. Woessner R, Treib J Schmerzen, Müdigkeit, Depression nach Borrelien-infektion. Antibiotika ausgereizt – was jetzt? MMW-Fortschr.Med. 38 768-771 (2003)

71. Attur MG, et al. Doxycycline Modulates Smooth Muscle Cell Growth, Migration, and Matrix Remodeling after Arterial Injury. *J Immunol* 15,162:3,160-7 (1999)

72. Ichiyama T, Nishikawa M, Yoshitomi M et al., Clarithromycin Inhibits NF- B Activation in Human Peripheral Blood Mononuclear Cells and Pulmonary Epithelial Cells. *Antimicrobial Agents and Chemotherapy*, 45(1), 44-47 (2001)

73. Nonaka M, Pawankar R, Tomiyama S et al. A macrolide antibiotic, roxithromycin, inhibits the growth of nasal polyp fibroblasts. *Am J Rhinol.* 13(4):267-72 (1999).

74. Saradjian P, Evidence supportative and unsupportative of Nanobacteria. *Annual Curr. Lit. in Bio. Review* 1(1), 1-16 (2001)

75. KBV Wirkstoff aktuell. Eine Information der KBV im Rahmen des § 73(8) SGB V in Zusammenarbeit mit der Arzneimittelkommission der deutschen Ärzteschaft. *KBV Ausgabe* 5 (2007)

76. Liegner KB, Lyme Borreliosis and Related Disorders. Internal and Critical Care Medicine. *Journal of Clinical Microbiology*, 1961-1963 (1993)

77. Krupka M, Raska M, Belakova J et al. Biological Aspects of Lyme Disease Spirochetes: Unique Bacteria of the Borrelia Burgdorferi Species Group. *Biomed Pap Med Fac Palscky Olomouc Czech Repub.* 151(2) 175-186 (2007)

78. unter Internetquellen

79. Fritsche M, Seasonal correlation of sporadic schizophrenia to Ixodes tics and Lyme borreliosis. *International Journal of Health Geographics* 1(2), (2002)

80. Fritsche M, Geographical and seasonal correlation of multiple sclerosis to sporadic schizophrenia. *International Journal of Health Geographics* 1(5), (2002)

81. Fallon BA, Nields JA, Lyme disease: a neuropsychiatric illness. *Am J Psychiatry* 151, 1571-1583 (1994)

82. unter Monoraphien

83. Aberer E, Brunner C, Suchanek G, Klade H, Barbour A, Stanek G, Lassmann H, Molecular mimicry and Lyme borreliosis: a shared antigenic determinant between Borrelia burgdorferi and human tissue. *Ann Neurol* 26, 732-737 (1989)

84. Weigelt W, Schneider T, Lange R, Sequence homology between spirochaete flagellin and human myelin basic protein. *Immunol Today* 13, 279-280 (1992)

85. Lapinski ME, Flakas ED, Reversal of penicillin-induced L-phase growth of Haemophilus influenza by spermine and its effects of antibiotic susceptibility. *Infect Immun* 1, 474-478 (1970)
86. Stevenson B, Babb K, LuxS Mediated Quorum Sensing in *Borrelia burgdorferi*, the Lyme Disease Spirochete. *Infect Immun.* 70(8), 4099–4105 (2002).

87. Klein MB, Nelson CM, Goodman JL, Antibiotic susceptibility of the newly cultivated agent of human granulocytic ehrlichiosis: promising activity of quinolones and rifamycins. *Antimicrob Agents Chemother.* 41(1), 76–79 (1997)

88. Krause PJ, Lepore T, Sikand VK, et al. Atovaquone and azithromycin for the treatment of babesiosis. *N Engl J Med.* 343(20),1454-8 (2000)

89. Eskow E, Adelson M., Evidence for Disseminated Mycoplasma fermentans in New Jersey Residents with Antecedent Tick Attachment and Subsequent Musculoskeletal Symptoms. *Journal of Clinical Rheumatology.* 9(2), 77-87 (2003)

90. Mc Donald AB, Concurrent neocortical borreliosis and Alzheimer's disease: Demonstration of a spirochetal cyst form. *Ann New York Acad Sci* 539, 486-470 (1988)

91. Stricker RB, Wigner EE, Decreased CD57 lymphocyte subset in patients with chronic Lyme disease. *Immunology Letters* 76, 43-48 (2001)

92. unter Monoraphien

Internetquellen

3. Klemann W, Publizierte Leitlinien der Borreliose. (2006) URL: HTTP://WWW.MEDRID.CH/DOWNLOADS/STLGNHMEERLAEUTRGGDEZ2007PDF.PDF zuletzt abgerufen am 30.09.2008

12. ILADS, EVALUATION OF ANTIBIOTIC TREATMENT IN PATIENTS WITH PERSISTENT SYMPTOMS OF LYME DISEASE: AN ILADS POSITION PAPER. (2003) URL: http://www.ilads.org/position2.htm zuletzt abgerufen am 30.09.2008

17. Klemann W, Gastrointestinale Manifestationen der Borreliose und zu beachtende Co-Infektionen – eine Literaturübersicht http://www.dr-w-klemann.de/htmldocs/neuigkeiten-gastrointestinale-manifestationen-der-borreliose.htm zuletzt abgerufen am 30.09.2008

33. Jemsek J, Jemsek Speciality Clinic. Section 12: Jemsek Specialty Clinic Treatment Protocol. (2008) URL: http://www.jemsekspecialty.com/lyme_detail.php?sid=12 zuletzt abgerufen am 30.09..2008

37. Burrascano JJ, Advanced Topics in Lyme Disease. Diagnostic hints and treatment guidelines for Lyme and other Tick borne illnesses. 15th Edition (2005) URL: http://www.lymediseaseassociation.org/drbguide200509.pdf zuletzt abgerufen am 30.09.2008

59. Research Ethics: The Tuskegee Syphilis Study. URL: http://www.tuskegee.edu/global/story.asp?s=1207598&ClientType=Printable zuletzt abgerufen am 30.09.2008

67. Lyme Info, Seronegativity in Lyme borreliosis and Other Spirochetal Infections URL: http://www.lymeinfo.net/medical/LDSeronegativity.pdf zuletzt abgerufen am 30.09.2008

78. Berghoff W, Antibiotika-refraktäre Lyme-Arthritis und HLA-DR-Moleküle, die Borrelia burgdorferi Moleküle binden. (2007) URL: http://www.praxis-berghoff.de/dokumente/Antibiotikarefrakt-344re%20Lyme-Arthritis.pdf zuletzt abgerufen am 30.09.2008

Anhang 2

Die Hautbiopsien wurden mittels nested PCR untersucht. Die Hautbiopsien wurden hierzu zunächst mit Skalpellklingen in 0,5mm kleine Stücke zerkleinert und mittels Quiagen Kit (QIAamp® DNA Mini Kit , Fa. Quiagen) über Nacht aufgeschlossen . Die Aufreinigung erfolgte nach der Inkubation mit Proteinase K und die DNA wurde mit DNASe/RNAse freiem Wasser eluiert. Die so gewonnene DNA wurde direkt in die PCR eingesetz. Für die outer-PCR wurden SL-Primer (Demaerschalk, 1995) und die nested PCR MRL7/MRL11 (Liebling, 1993) eingesetzt. Die Auswertung erfolgte nach Gelelektrophorese und Zusatz von SYBR®-Green (z.B. Fa. Sigma) durch Größenvergleich des Amplifikats mit einem Marker. Die Amplifikation erfolgte in einem Speed Cycler (Analytik Jena). Im ersten Durchgang mit den outer Primern 40 Zyklen, Denaturierung bei 94°C für 4 sec., Annealing bei 55°C für 4 sec und Extension bei 72°C für 25 sec. Abschließend 3 Min bei 72°C. Von der ersten PCR mit den outer Primern wurden 3 µl Template in der zweiten PCR eingesetzt. Die Temperaturbedingungen im zweiten Lauf entsprachen denen des ersten Laufs.

Outer Primer Primersequenz
BBSL1   5'- AAT AGG TCT AAT AAT AGC CTT AAT AGC- 3'
BBSL2   5'- CTA GTG TTT TGC CAT CTT CTT TGA AAA -3'

inner Primer Primersequenz
MRL7   5'- GTT TCA GTA GAT TTG CCT GG- 3'
MRL11   5-' CCT TCA AGT ACT CCA GAT CC-3'

Mit dem beschriebenen PCR-Verfahren konnten in Hautbiopsien reproduzierbar die Borrelienstämme B.burgdorferi B31, Bafzelii und B.garinii nachgewiesen werden. Auch in Synovialflüssigkeit von Patienten mit vermuteter Lyme-Borreliose war mit dem beschriebenen Verfahren ein Borrelien-DNA Nachweis möglich. (Schnarr, 1998).

LITERATUR

DEMARSCHALK, I., A.B. MESSAOUD, M. DE KESEL, B.HOYOIS, Y.LOBET, P. HOET, G. BIGAIGNON, AL BOLLEN AND E. GOFROID (1995): Simulatanous presence of different Borrelia burgdorferi genospecies in biological fluids of Lyme Disease patients. J. Clin. Microbiol., 33, 602-608.

LIEBLING, M.R., M.J. NISHIO, A. RODRIGUEZ, L.H.SIGAL, T.JIN AND J.S. LOUI (1993): The polymerase chain reaction for the detection of Borrelia burgdorferi in human body fluids. Arthritis and Rheumatism 36, 665-673

SCHNARR S, B. JÜRGENS-SAATHOFF, M. HAMMER, G. LIEBISCH, J.G. KUIPERS, H. ZEIDLER and J. ,WOLLENHAUPT (1998): Optimierung einer PCR zum Nachweis von Borrelia burgdorferi sensu lato in Synovialflüssigkeit. Z. Rheumatol. 57, 37.